Die Chetogenica

La guida completa alla dieta chetogenica per principianti
per bruciare i grassi per sempre, perdere peso
velocemente e invertire la malattia

(Scopri come perdere peso e dimagrire velocemente)

Gildo Furino

SOMMARIO

Tofu Con Sesamo E Melanzane

Ingredienti:

- 50 gr. Sesamo

- 50 gr. Salsa di soia

- Sale e spezie, a piacere

- 485 gr. Tofu

- 2 8 0 gr. Coriandolo tritato finemente

- 4 cucchiai di aceto

- 4 cucchiai di olio di sesamo

- 2 cucchiaino di aglio tritato

- 2 cucchiaino di peperoncino macinato

- 2 Melanzana

- 2 cucchiaio di olio d'oliva

Preparazione:

1. Preriscaldare il forno a 2 00° C. Togliere il tofu dalla confezione e avvolgerlo in un tovagliolo di carta.
2. Mettetelo al centro della piastra, lasciatelo riposare per un po' di tempo in modo che il liquido in eccesso fuoriesca.
3. In una ciotola, unire 1 di tazza di coriandolo, aceto, olio di sesamo, aglio tritato e peperoncino.
4. Sbucciare e affettare le melanzane. Potete farlo manualmente, oppure

usare un apposito tritatutto per ottenere delle fette di "tagliatelle" uniformi.

5. Mescolare le melanzane con la marinatura.

6. Aggiungete un cucchiaio di olio d'oliva alla padella e riscaldatela a fuoco medio.

7. Aggiungere le melanzane e farle cuocere, mescolando, fino a quando non si ammorbidiscono.

8. Le melanzane assorbono il liquido, quindi se inizia ad attaccarsi alla padella, aggiungete un po' di sesamo o di olio d'oliva.

9. Spegnere il forno.

10. Mescolare il coriandolo rimasto con le melanzane e mettere le tagliatelle nel forno, coprendo il piatto con un coperchio o un foglio.

11. Sciacquare la teglia e riscaldarla di nuovo.

12.   Aprire il tofu e tagliarlo in 8 fette. Versare i semi di sesamo su un piatto e far penetrare il tofu in essi.

13.   Riscaldare 2 cucchiai di olio di sesamo in una padella e friggere il tofu per 6 minuti per ogni lato.

14.   Aggiungere 1 di tazza di salsa di soia nella padella e cuocere il tofu fino a quando le fette non saranno dorate e ricoperte di salsa di soia caramellata.

15.   Togliete le tagliatelle dal forno e metteteci sopra il tofu.

FILETTO DI SALMONE CON ERBE AROMATICHE FRESCHE

Ingredienti:

- 250 gr. Pancetta tritata

- 2 Uovo di gallina

- 2 cucchiaino di buccia di limone

- 250 gr. Farina di mandorle

- 2 cucchiai di olio d'oliva

- Sale e pepe, a piacere

- 485 gr. Salmone in scatola

- 2 cucchiai di cipolle verdi tritate

- 40 gr. Aneto tritato finemente

- 50 gr. Parmigiano Reggiano

Preparazione:

1. Aprire il cibo in scatola, scolare il liquido e trasferirlo in una grande ciotola.
2. Aggiungere la cipolla, l'aneto, il parmigiano, la pancetta tritata, due grosse uova, la scorza di limone, il sale e il pepe, e mescolare bene il tutto.
3. Dividere la carne macinata in polpettine del peso di circa 100 gr. ciascuna.
4. Dovrebbero risultare 25 pezzi.
5. Cospargere la farina di mandorle su un piatto, arrotolare con cura le polpette (sono fragili). Riscaldare 2 cucchiai di olio d'oliva in una

padella. Friggere le polpette a fuoco medio fino a doratura su ogni lato.

6. Mettere due filetti e broccoli in una ciotola e condire con la salsa.

Biscotto Con Pomodoro, Basilico E Mozzarella

Ingredienti:

- 4 -4 foglie Basilico fresco

- 2 Mozzarella in palline

- 4 -4 Pomodori ciliegina

- 100 gr. Farina di mandorle

- 2 Uovo grande

- 50 gr. Acqua

- 2 /8 cucchiaio Aglio essiccato macinato

- 50 gr. Parmigiano Reggiano (grattugiato)

- 1 cucchiaio Pesto

Preparazione:

1. Preriscaldare il forno a 2 10 0° C e mettere della carta da forno per la cottura.
2. Mescolare la farina di mandorle, l'aglio secco e la mozzarella.
3. Aggiungere l'uovo e il parmigiano, mescolare fino ad ottenere un composto omogeneo.

4. Formare una grossa palla con la pasta e disporla sulla pergamena preparata per la cottura.

5. Premere leggermente la palla al centro il biscotto dovrebbe avere uno spessore di circa 2 -2 ,6 cm. Potrebbe essere appiccicoso, quindi bagnatevi le mani con acqua prima di farlo.

6. Stendere il pesto al centro del biscotto, lasciando i bordi liberi. Mettete il ripieno di pesto mozzarella, foglie di basilico e pomodori.

7. Utilizzando il bordo della carta da forno, avvolgere i bordi della crosta e coprire un po' con il ripieno.

8. Cuocere in forno per 20-30 minuti fino a quando la crosta non diventa dorata e il formaggio non si scioglie.

Petti Di Pollo Ripieni Di Mozzarella

Ingredienti:

- 4 Petto di pollo

- 2 cucchiaio di Olio d'oliva

- 100 gr. Salsa di pomodoro, senza zucchero

- 4 fette di mozzarella

- Sale e spezie, a piacere

- 100 gr. Formaggio cremoso

- 100 gr. Mozzarella grattugiata

- 2 8 0 gr. Spinaci congelati

11

Preparazione:

1. Mettere in una ciotola la crema di formaggio, la mozzarella grattugiata e gli spinaci.
2. Mettete in un forno a microonde per un paio di minuti per far fondere il formaggio e amalgamate il tutto fino ad ottenere una crema.
3. Fate dei tagli trasversali profondi sui petti di pollo, cospargere di sale e pepe.
4. Mettere la miscela di formaggio nei tagli.
5. Mettete il pollo nella forma e mettetelo in forno preriscaldato a 2 80° C per 30 minuti.
6. Successivamente, accendete il forno in modalità grill e portate la temperatura a 22 0° C. Ungete il filetto con la salsa di pomodoro, mettete su ogni fetta di mozzarella e

lasciate cuocere in forno per altri 6 minuti.

KEBAB DI POLLO CON SALSA TZATZIKI

Ingredienti:

- 2 cucchiaino di olio d'oliva

- 2 cucchiaino di aceto

- 2 teste d'Aglio

- 2 cucchiaino Curcuma

- 2 cucchiaino di origano

- Sale e pepe, a piacere

- 485 gr. Cosce di pollo

- 100 gr. Yogurt greco

- Salsa Tzatziki:

- Yogurt

- Cetriolo fresco

- Aglio

Preparazione:

1. Tagliare la coscia di pollo a pezzetti (2,6 cm) e metterlo in una ciotola. Mescolare lo yogurt, l'olio d'oliva, l'aceto, la curcuma, l'origano e l'aglio tritato e versare sopra il pollo.
2. Salare e pepare leggermente e mescolare bene. Lasciare marinare per almeno un'ora.
3. Prendere gli spiedini e distribuirli sui pezzi di pollo.
4. Salare inoltre i futuri spiedini.

5. Il barbecue può essere cotto al forno, alla griglia o sulla piastra:

6. nel forno preriscaldato a 2 80°C, la cottura dura circa 30 minuti.

7. Dopo di che, aumentate la temperatura per un massimo di altri cinque minuti fino a quando non compare una crosta dorata;

8. il pollo alla griglia sarà cotto in circa 30 minuti. Io preferisco friggere gli spiedini su tutti e quattro i lati in media per 5-10 minuti ciascuno;

9. il tempo di cottura sulla griglia varia dalla griglia stessa e dal carbone, quindi, solo "alla prontezza".

10. Servire il pollo con salsa Tzatziki (yogurt + cetrioli freschi + aglio), verdure fresche e formaggio feta.

STUFATO DI MANZO E FUNGHI

Ingredienti:

- 250 gr. Burro

- 285 gr. Funghi

- 2 Cipolla

- 2 Peperoni grandi

- 485 gr. Filetto di manzo, finemente tritato

- 2 spicchio d'aglio

- 2 cucchiaino di erbe italiane

- 2 85 gr. Formaggio Provolone

- 4 cucchiai di salsa di pomodoro senza zucchero

- 4 cucchiai di olio d'oliva

- Sale, pepe, a piacere

Preparazione:

1. Affettare i funghi, le cipolle e i peperoni. Friggere leggermente nel burro per 5-10 minuti e metterli in una ciotola.
2. Nella stessa padella, soffriggere la carne di manzo per cinque minuti, aggiungere l'aglio, sale e pepe. Rimettere le verdure e farle soffriggere per altri 5-10 minuti, cospargere con erbe italiane.
3. Mettere il tutto in una teglia, cospargere con formaggio grattugiato e infornare a 250 ° C preriscaldato per 30 minuti o fino a quando lo

stufato non sarà ricoperto da una crosta dorata.
4. Togliere dal forno, spennellare con la salsa di pomodoro e versare leggermente l'olio d'oliva.

MANZO ALLA WELLINGTON

Ingredienti:

- 2 Bistecche di manzo tagliate a metà

- 2 cucchiaino di burro

- 250 gr. Mozzarella tritata

- 250 gr. Farina di mandorle

- 4 cucchiai di pasta di fegato

- Sale e spezie, a piacere

Preparazione:

1. Condite le bistecche con sale e pepe. Fate sciogliere il burro in una padella a fuoco medio.
2. Una volta che il burro si è sciolto, mettete con cura la carne sulla padella.
3. Girate le bistecche ogni 2-4 minuti, fatele friggere da ogni lato, prima di toglierle dal fuoco e raffreddatele completamente. È importante!
4. Mentre le bistecche si raffreddano, fate scaldare la mozzarella nel microonde per 2 minuto.
5. Impastate velocemente con la farina di mandorle e preparate il composto. Mentre l'impasto è tiepido, appoggiatelo su carta da forno.

6. Mettete un altro pezzo di carta pergamenacea sopra l'impasto e stendete la pasta con il mattarello.

7. Stendere un cucchiaio di pasta su un impasto sufficiente ad accogliere un pezzo di carne.

8. Tagliare la pasta per avvolgerla intorno alla carne. Procedere alla stessa maniera anche con la carne e l'impasto rimanente.

9. Cuocere in forno a 200° C fino a quando la pasta diventa dorata, circa 20-50 minuti.

Polpette Italiane Al Forno

Ingredienti:

- 2 cucchiai Polpa di pomodoro

- 2 Teste d'aglio

- Erbe italiane, sale, pepe, a piacere

- 485 gr. Carne bovina macinata

- 285 gr. Pomodori freschi

- 100 gr. Mozzarella grattugiata

- 100 gr. Cipolla rossa

Preparazione:

1. In una ciotola capiente si mescolano il trito di manzo, le erbe italiane, il sale e il pepe.

2. Create 26 polpette di carne. Friggete a fuoco medio fino a quando le polpette non saranno chiare e dorate.

3. Mettete i pomodori freschi insieme alla polpa, la cipolla rossa, l'aglio e il concentrato di pomodoro nella padella.

4. Mescolate accuratamente e lasciate cuocere a fuoco lento per 25-30 minuti.

5. Mettere le polpette in una terrina e ricoprite con la salsa di pomodoro. Distribuite la mozzarella in modo uniforme.

6. Quindi, coprite con carta stagnola e infornate in forno preriscaldato a 2 8 6 °C per 20-30 minuti.

7. Dopo di che, togliete l'alluminio e lasciate cuocere altri 6 -25 minuti fino a doratura!

Cheesecake Alla Zucca

Ingredienti:

- 485 gr. Formaggio cremoso

- 250 gr. Panna grassa

- 2 40 gr. Purea di zucca

- 250 gr. Eritritritolo

- Spezie, da assaggiare

- 200 gr. Noci

- 4 cucchiai di burro

- 2 cucchiaino di cannella

- Vaniglia, a piacere

Preparazione:

1. Per la base: Frullare le noci, il burro, la cannella, l'aroma e 30 g di eritritolo fino ad ottenere un impasto omogeneo.
2. Mettere la futura base in una teglia da forno (24 cm) e schiacciarla sul fondo. Cuocere per 30 minuti in forno preriscaldato a 2 80° C. Togliere e far raffreddare a temperatura ambiente.
3. Per la crema: In una ciotola, mescolare la crema di formaggio, la panna, le spezie e il restante eritritolo; sbattere con un mixer a media velocità fino ad ottenere un composto omogeneo.
4. Aggiungere la purea, le spezie e mescolare accuratamente con un mixer.
5. Mettere il ripieno sulla base e lasciar riposare in frigo per almeno 4 ore.

Torta Al Limone

Ingredienti:

- 250 gr. Burro, fuso

- 2100 gr. Farina di mandorle

- 250 gr. Eritritritolo

- 4 Limone

- 4 Uovo grandi

- Sale, a piacere

Preparazione:

1. Impastare il burro, 100 gr. di farina, 4 0. di eritritolo e sale. Versate la pasta nello stampo e infornate per 30 minuti in forno preriscaldato a 2 80° C.

2. Grattugiare la scorza di un limone e spremere il succo di tutti e tre i limoni. In una ciotola, mescolare la scorza, il succo, le uova, 100 gr. di eritritolo, 100 gr. di farina e sale. Mettere il composto sulla base e cuocere altri 30 minuti.

Torta Al Cioccolato

Ingredienti:

- 6 Uovo grandi

- 4 30 gr. Panna montata

- 100 gr. Burro, fuso

- Aroma alla vaniglia, da assaggiare

- 250 gr. Farina di cocco

- 2 40 gr. Eritritritolo

- 100 gr. Cacao

- 2 cucchiai di lievito in polvere

Preparazione:

1. Mettere farina di cocco, 100 gr. di eritritolo, 40 gr. di cacao, lievito in polvere,6 uova, panna e burro in una ciotola e mescolare accuratamente con un mixer.
2. Versare la pasta nello stampo e fare cuocere in forno preriscaldato a 2 80° C per 30 minuti.
3. Dopo di che, togliere dal forno e raffreddare a temperatura ambiente.
4. Sbattere 200 gr. di panna, aggiungere 100 gr. di eritritolo, 40 gr. di cacao e vaniglia. Continuare a sbattere fino ad ottenere un composto omogeneo.
5. Mettere la panna sulla torta raffreddata e lasciare in frigo per almeno 50 minuti.

Biscotti Di Pan Di Zenzoro Fatti In Casa

Ingredienti:

- 8 0 gr. Olio di cocco

- 250 Burro

- 2 Uova grandi

- Vaniglia, sale, a piacere

- 900 gr. Farina di mandorle

- 230 gr. Eritritritolo

- 1 cucchiaino. Zenzero in polvere

- 1 cucchiaino Cinnamon

- 1 cucchiaino noce moscata

- 1 cucchiaino. lievito in polvere

Preparazione:

1. Mescolare tutti gli ingredienti asciutti. In una ciotola a parte, mescolare il burro e l'olio di cocco con un frullatore, aggiungere le uova, insaporire e mescolare accuratamente.
2. Versare gli ingredienti liquidi insieme agli ingredienti secchi e impastare il tutto.
3. Creare le palline, disporle su una teglia da forno e premere con una forchetta, dando la forma di un biscotto. Cuocere in forno preriscaldato a 2 80° C per 26 -2 8 minuti.

31

Polpette Di Salmone

- 50 gr di fiocchi di latte magri
- Erbe aromatiche
- Cipolla
- 400 gr di filetti di salmone
- 2 uovo
- 2 cucchiaio di crusca d'avena
- Sale

1. Tagliate a pezzi il salmone (eliminando l'eventuale pelle), frullatelo nel mixer e mettetelo in una ciotola.
2. Aggiungete 2 uovo, le erbe aromatiche fresche tritate (origano, timo, prezzemolo...), i fiocchi di latte, la cipolla, la crusca d'avena, il sale e amalgamate bene il tutto.
3. Ricavate dal preparato delle polpette, se volete rotolatele nella crusca d'avena (per avere un effetto croccante), poi
4. disponetele su di una teglia ricoperta di carta forno.
5. Cuocete le polpette di salmone in forno già caldo a 2 10 0° per circa 20' o comunque fino a cottura.
6. Potete utilizzare in aggiunta al salmone altri tipi di pesce, sempre tritati nel mixer.

POLLO KUNG PAO

- 1 cipolla gialla oppure mezzo porro
- 2 cucchiaio di olio piccante
- 2 cucchiaio di olio di arachidi
- 2 cucchiaio di vino di riso cinese
- 6 peperoncini di Sichuan secchi, tagliati a pezzi di 4 cm
- 200 gr di petto di pollo senza ossa né pelle

- 2 spicchio di aglio
- 2 cm di zenzero
- 250 gr di arachidi tostati
- 2 cipollotto

Per la salsa:

- 2 cucchiaio di salsa di ostriche
- 2 cucchiaino di vino di riso cinese
- 2 cucchiaio di salsa di soia
- Una punta di
- 2 cucchiaino di peperoncino in polvere

1. Tagliate i peperoncini secchi, togliete i semi e lasciateli in ammollo per 50 minuti per farli rinvenire.
2. Sminuzzate lo zenzero e tritate al coltello l'aglio e tagliate a rondelle il cipollotto verde. Sminuzzate la cipolla.
3. Scaldate nel wok qualche cucchiaio di olio e mettete dentro i peperoncini sgocciolati e fate insaporire l'olio, aggiungete la cipolla e lasciate stufare, fate rosolare il pollo, sfumate

con il vino di riso, aggiungete lo zenzero e le arachidi, continuate a cuocere rimescolando.

<u>Per la salsa:</u>

1. Mescolate la salsa di soia, la salsa d'ostriche, il peperoncino, il vino di riso, 2 cucchiaino di amido di mais, la punta di un cucchiaino di zucchero e un po' di acqua.
2. Lasciate cuocere fino a quando non inizia a sobbollire, poi spegnete e rimescolate.
3. Deve essere densa, appiccicosa, ma non troppo sciropposa.
4. Quando il pollo è cotto, condite con la salsa, rimescolate per bene e guarnite con rondelle di cipollotto verde.

Insalata Di Tonno Alla Messicana

- 250 gr di cipolline in agrodolce
- 2 60 gr di tonno sott'olio
- Sale
- 2 cucchiai di olio extravergine d'oliva
- 2 40 gr di mais dolce in scatola
- 200 gr di fagioli rossi cotti
- 2 carota

1. Scolare il mais, sciacquarlo brevemente sotto acqua fresca corrente e farlo ben sgocciolare.

37

2. Scolare il mais, sciacquarlo brevemente sotto acqua fresca corrente e farlo ben sgocciolare.

3. Pulire la carota, spellarla e tagliarla a cubettini, dopodiché sgocciolare le cipolline.

4. Scolare il tonno e spezzettarlo grossolanamente.

5. Mettere in una ciotola il mais, i fagioli, le carote e le cipolline. Mescolare accuratamente.

6. Unire il tonno, l'olio, un pizzico di sale e mescolare delicatamente.

7. Disporre nei piatti da portata e servire.

MERLUZZO AL LIMONE AL FORNO

- 2 limoni
- 2 cipolle
- Sale
- 485 g merluzzo
- 4 cucchiaini olio extravergine di oliva
- Pepe
- Prezzemolo

1. Lava il merluzzo e taglialo a cubetti.
2. Versa l'olio extravergine di oliva in una pirofila e metti il pesce.
3. Taglia a fettine i limoni togliendo tutti i nocciolini e disponili sul pesce, poi aggiungi uno strato di cipolla affettata

e prosegui alternando gli strati: pesce, limoni e cipolla.

4. Spolverizza con gli aromi e il prezzemolo tritato. Regola di sale e pepe e aggiungi un po' d'acqua sul fondo della pirofila.

5. Fai cuocere in forno a 200 gradi per circa 30 minuti.

CHIPS DI PARMIGIANO

- 2 cucchiaini di peperoncino macinato
- 2 cucchiaino di origano
- 2 cucchiaino di basilico
- 40 gr di Parmigiano
- 2 cucchiaini di aglio in polvere

1. Preriscalda il forno 2 85 gradi. Fodera una teglia con della carta pergamena.
2. Metti il parmigiano sulla teglia. Distribuiscilo fino a formare dei cerchi sottili.
3. Cospargi uniformemente con delle spezie.
4. Cuoci in forno per 5-10 minuti o finché i bordi esterni diventano dorati.

5. Puoi anche mettere le chips in una busta sigillata e usarle come snack.

FRITTATA LIGHT DI SPINACI AL FORNO

- 2 uova
- 1 di cipolla
- Olio extravergine d'oliva
- 290 gr di spinaci
- 2 cucchiaio di formaggio grattugiato
- Sale
- Noce moscata

1. Lavare e tagliare la cipolla.
2. Metterla a rosolare a fuoco vivo per almeno 10 minuti in una padella capiente con un filo d'olio extravergine d'oliva e un bicchiere d'acqua.
3. Aggiungere gli spinaci.
4. Farli cuocere a fuoco medio insieme alla cipolla tritata per circa 25-30 minuti.
5. Aggiustare di sale in cottura. Aggiungere acqua quanto basta per consentire la cottura ottimale.
6. Nel frattempo che gli spinaci cuociono, in una ciotola capiente, sbattere le uova insieme al formaggio grattugiato.
7. Unire anche una spolverata di noce moscata e amalgamare fino ad ottenere un composto omogeneo.

8. Finita la cottura degli spinaci, lasciarli raffreddare alcuni minuti e scolare il brodo in eccesso in caso ce ne fosse. Aggiungerli nella ciotola con le uova sbattute e mescolare bene.

9. Imburrare leggermente una pirofila media e foderarla con carta forno. Versare il composto di spinaci nella pirofila e infornare in forno statico preriscaldato a 2 60°, cuocere per circa 50 minuti. Sformare la frittata light di spinaci al forno e lasciarla raffreddare qualche minuto prima di servirla.

Salsa Tonnata

- 2 uova sode di gallina
- Olio extravergine d'oliva
- Sale
- Pepe bianco
- Tonno sottolio
- Acciughe sottolio
- Capperi sotto sale

1. Lessare le uova e sgusciarle.
2. Ammollare i capperi per dissalarli.
3. Sminuzzare tutti gli ingredienti in un robot da cucina/bicchiere da minipimer: (tonno sottolio sgocciolato, acciughe, capperi, uova

sode e olio/altro liquido); in alternativa è possibile tritare tutto.

4. Concludere regolando la densità con altro olio o liquido.

5. Aggiustare di sale e pepe bianco macinato.

6. Aggiungere il prezzemolo fresco finemente tritato.

Pollo Piccante Con Peperoni E Avocado

- 2 cucchiaino di peperoncino, schiacciato
- 2 cucchiaino di olio extravergine d'oliva
- 2 pizzico di sale
- 2 cucchiaio di senape
- 2 pizzico di pepe nero
- 250 gr di petti di pollo a cubetti
- di avocado
- cucchiai di olio di cocco
- peperone verde, a dadini
- 2 cucchiaino di aglio

1. Taglia la carne di pollo in bocconcini e mescolala bene con le spezie.
2. Soffriggi i cubetti di pollo nell'olio di cocco, a fuoco medio.
3. Quando il pollo è cotto, trasferiscilo su un piatto e servilo con il peperone crudo alla julienne, e l'avocado a cubetti con sale, pepe e succo di lime.

SCALOPPINE AL LIMONE

- 2 cucchiaio di olio extravergine d'oliva
- Succo di mezzo limone
- 290 gr di fettine di vitello
- Farina integrale
- Sale
- Pepe

1. <u>Da accompagnare volendo con lattuga e pane integrale.</u>
2. Battete col batticarne su un tagliere le fettine di vitello, per renderle più morbide.
3. Versate 2 cucchiaio d'olio extravergine d'oliva in una padella antiaderente e spalmatelo bene su tutta la superficie.

4. Versate della farina integrale su un piatto e passate ogni singola fettina di carne su ambo i lati, per infarinarle per bene.
5. Fate riscaldare la padella unta e adagiate al suo interno le fette di carne infarinate.
6. Fate cuocere 2 minuti per lato, rigirando a metà cottura, per sigillare la carne. Abbassate la fiamma e irrorate le fettine con il succo di limone.
7. Portate a cottura.
8. Quando le scaloppine saranno pronte, salate e pepate.
9. Servite le scaloppine al limone con una insalata verde di contorno, condita con olio sale e limone, e un po' di pane integrale.

SPIEDINI DI GAMBERI E AVOCADO

- 4 00 gr di gamberetti
- 2 avocado
- di lime
- Sale
- Pepe
- Erba cipollina
- cucchiaio di olio extravergine d'oliva

1. Eliminare testa dei gamberetti, carapace e zampette, lasciando però attaccata la coda. Incidi con una lama

il dorso di ogni gamberetto per estrarre più facilmente l'intestino.

2. Metti a scaldare una pentola d'acqua e, al bollore, immergi i gamberetti per circa 26 -30 secondi, poi scolali e condiscili con un cucchiaino di olio extravergine d'oliva.

3. Preleva la polpa dall'avocado e irrorala subito del succo del lime, affinché non annerisca.

4. Frulla la polpa del avocado con il succo del lime, sale, pepe ed erba cipollina, fino ad ottenere una crema omogenea, priva di grumi.

5. Servi i gamberetti in un bicchiere o nelle ciotole, accompagnandole con la crema di avocado e lime.

Zuppa Di Salmone E Uova

- 2 pizzico di sale
- Succo di 1 limone
- 2 cucchiaino di aglio
- 2 pizzico di pepe nero
- 2 uovo
- 90 gr di zucchine
- 2 40 gr di filetti di salmone
- 290 gr di brodo di pollo
- 90 gr di spinaci, tritati grossolanamente

1. Metti il brodo di pollo in una casseruola e inizia a scaldarlo.
2. Aggiungi gli spinaci al brodo.

3. Taglia le zucchine, l'aglio e aggiungili, quindi taglia il salmone a strisce o cubetti e versalo nella casseruola.
4. Aggiungi il succo di limone.
5. Aggiungi sale e pepe a piacere.
6. Rompi 2 uovo nella pentola e lascialo cuocere in camicia. Cuoci fino a far evaporare quasi del tutto il liquido.

VELLUTATA DI BROCCOLI E ZENZERO

- 2 cipollotto
- brodo (acqua e dado)
- 2 cucchiaio di panna leggera
- 6 gr zenzero fresco
- 290 gr broccoli

1. In una casseruola mettere i broccoli ,il cipollotto e lo zenzero a pezzi, ora aggiungere il brodo fino a coprire le verdure, mettere il coperchio e portare a cottura.
2. Una volta cotto frullate tutto con un mixer a immersione.
3. Aggiungere la panna e servire.
4. Abbiamo ottenuto un piatto leggero e saporito.

BOCCONCINI LIGHT DI POLLO ALL'ARANCIA

- 2 rametto di rosmarino
- Sale
- Pepe
- Olio extravergine d'oliva
- 400 gr di petto di pollo
- 250 ml di brodo
- 2 arancia

1. Taglia il petto di pollo a cubetti.
2. In una padella metti i cubetti di pollo insieme al brodo e al rosmarino. Lascia cuocere a fuoco medio.

3. Quando il pollo inizierà a colorarsi, aggiungi la scorza e il succo di un'arancia.

4. Lascia evaporare completando la cottura (circa 20-50 minuti). Aggiungi sale e pepe.

5. Condisci con un filo di olio extravergine d'oliva e servi ben caldo insieme ad un'arancia tagliata.

Funghi Portobello Con Uova Su Letto Di Spinaci

- 290 gr di funghi Portobello
- 2 scalogno
- 290 gr di spinaci
- 2   cucchiaio di olio extravergine d'oliva
- Prezzemolo
- Aglio
- 2 uova
- 90 gr di pelati
- Sale
- Pepe

1. Preriscaldare il forno a 2 10 0 gradi. Preparare le verdure tritando finemente lo scalogno; lavare, sgocciolare e preparare gli spinaci.

2. Staccare il gambo dei funghi dai cappelli, quindi, tritare il gambo.

3. Scaldare metà dell'olio in una padella a fiamma moderata. Scaldare lo scalogno per 5-10 minuti rimescolando. Aggiungere la prezzemolo, aglio e i gambi dei funghi. Far rosolare il tutto ancora per 4 minuti. Aggiungere i pomodori, cuocere per 2 minuto, mettere sale, pepe e togliere dal fuoco.

4. Scaldare il resto dell'olio in un'altra padella a fiamma alta.

5. Aggiungere i cappelli dei funghi e rosolarli bene per 2-4 minuti per lato e adagiarli su una placca o pirofila. Distribuire la concassé di funghi e pomodori sulla circonferenza dei

cappelli e lasciare libero il centro dove andrà l'uovo.

6. Adagiare l'uovo al centro, mettere sale e pepe. Cuocere al centro del forno per 25 minuti.

7. Intanto cuocere gli spinaci in un tegame senza aggiungere acqua: quella che rimane sulle foglie dopo averli lavati e leggermente scolati è sufficiente per la cottura.

8. Aggiungere sale, coprire e cuocere a fiamma alta per 5-10 minuti ovvero, fino a quando le foglie appassiscono e diventano verde scuro.

9. Sportare gli spinaci in uno scolapasta e pressare per eliminare l'acqua in eccesso.

10. Distribuire dopo nei piatti singoli adagiando sopra l'uovo nel fungo Portobello.

TARTARE DI SALMONE E PAPAYA

- Salsa di soia
- 2 rametto di timo
- 290 gr di filetti di salmone crudo
- 90 gr di papaya
- Pepe

1. Sbucciare la papaya e tagliarla a cubetti molto piccoli (circa 2-4 mm). Tagliare allo stesso modo anche i filetti di salmone.

2. Condire il trito ottenuto con 2 cucchiai di salsa di soia, timo e pepe e lasciare riposare in frigo per 30 minuti.

3. Trascorso il tempo necessario, con l'aiuto di un coppa pasta, formare delle piccole torrette di tartare e lasciare in frigo per altri 25 minuti prima di togliere il coppa pasta e servire.

ALETTE DI POLLO PICCANTI AL FORNO

- 2 cucchiaino di semi di senape
- 2 cucchiaino di semi di coriandolo
- Peperoncino
- Limone
- 2 cucchiaio di tabasco
- Mezza stecca di cannella
- 4 pezzi di ali di pollo
- Mezzo bicchierino di salsa di soia
- 2 cucchiaino di aglio
- 2 cucchiaino di zenzero
- 2 cucchiaino di paprica piccante

1. Dividere in due parti ogni aletta di pollo, tagliandola a livello della cartilagine.
2. Preparare il mix di spezie. In un mortaio, pestare i semi di coriandolo, i semi di senape, il peperoncino e la cannella. Mischiare il tutto aggiungendo aglio, paprica e zenzero in polvere.
3. Spremere il succo di mezzo limone ed emulsionarlo con salsa di soia e tabasco.
4. Mettere le alette di pollo su una ciotola ed irrorarle con l'emulsione e con il mix di spezie, aggiungendo a piacere la scorza di limone grattugiata.
5. Lasciar marinare le alette per un 2 ore, in frigorifero.
6. Mettere le alette di pollo su una pirofila foderata con la carta da forno, avendo cura di non sovrapporle. Terminare il tutto con una

spolverizzata di pane grattugiato e cuocere in forno caldo a 200-230 gradi per circa 40 minuti. Finire la cottura accendendo il grill.

7. Servire le alette di pollo con una salsa allo yogurt ed insalata fresca.

Insalata Di Lenticchie, Tonno E Rucola

- 90 gr di tonno sott'olio sgocciolato
- Sale
- 2 cucchiaio di olio extravergine d'oliva
- 250 gr di lenticchie
- 250 gr di pomodorini ciliegini
- 90 gr di rucola

1. Metti le lenticchie in ammollo in una ciotola grande e colma d'acqua per circa un'ora.
2. Sciacqua le lenticchie sotto l'acqua. Lasciale sotto al fuoco in una pentola d'acqua: lascia cuocere le lenticchie

per circa 45-50 minuti, sala solo dopo l'ebollizione.

3. Ogni tipologia di lenticchia ha un determinato tempo do cottura: dovranno essere morbide ma ancora intere.

4. Scola attentamente le lenticchie e lasciale raffreddare completamente.

5. Lava i pomodorini, asciugali e tagliali a metà.

6. Poni in una terrina la rucola, i pomodorini, le lenticchie, il tonno, l'olio, un pizzico di sale e mescola. Servi subito.

Formaggio Primo Sale

- 6 00 ml di latte parzialmente scremato
- di limone bio
- 1 di cucchiaino di sale

1. Scaldate il latte in una pentola, quando comincerà a bollire abbassate il fuoco e aggiungete il succo di limone filtrato e il sale.
2. Mescolate sempre, anche intorno ai bordi della pentola, fino a quando il latte non si sarà tutto rappreso; ci vorranno circa 6 minuti, il siero dovrà apparire limpido.

3. Spegnete e fate riposare almeno 50 minuti, senza più mescolare. Sistemate un telo sopra un colino e filtrate il siero in una ciotola, senza gettarlo.

4. Aspettate che sia scolato bene, la parte che resta nel colino è il cosiddetto formaggio "primo sale".

5. Lo potete consumare subito, oppure trasferitelo in un contenitore, chiudetelo bene e metterlo in frigo: lo potete conservare fino a due giorni.

POLLO CREMOSO LIGHT ALLA CURCUMA

- 2 cucchiaio di farina integrale
- 2   cucchiaino di olio extravergine d'oliva
- Aglio
- Sale
- Semi di sesamo
- 290 gr di petto di pollo
- 85 gr di latte scremato
- 2 cucchiaino di curcuma in polvere
- Pepe nero

1. Tagliate a bocconcini non troppo piccoli il petto di pollo e infarinatelo per bene, scaldate la padella, versate l'olio e fate rosolare l'aglio.

2. Aggiungete ora i bocconcini di pollo infarinati e fateli rosolare da tutti i lati.
   Quando sarà colorito versate il latte, il sale e la curcuma. Mescolate per bene e abbassate la fiamma al minimo per far cuocere il pollo anche all'interno.

3. Spegnete la fiamma quando la salsina si sarà ristretta e il pollo sarà cotto anche all'interno.
   Servite con i semi di sesamo spolverati sopra.

SALMONE CROCCANTE CON MAIONESE AL PREZZEMOLO

- 290 gr di filetti di salmone
- 30 gr di farina di mais
- Pepe
- Olio extravergine d'oliva
- Sale
- 30 gr di pangrattato
- 2 cucchiaino di prezzemolo

Per la salsa:

- 90 gr di maionese
- 2 cucchiaino di prezzemolo

1. Tagliare a pezzetti i filetti di salmone già puliti e deliscati.
2. Condirli con olio extravergine d'oliva, sale e pepe.
3. Preparare la panatura con la farina di mais, il pangrattato, il prezzemolo e passare pezzo per pezzo nella panatura.
4. Disporre i pezzi di salmone su una teglia e cuocere in forno a 2 85 gradi per circa 30 minuti.
5. Preparare la maionese con il prezzemolo tritato finemente e disporre sopra la maionese il salmone tolto dal forno.

TONNO, UOVA E AVOCADO

- 2 cucchiaio di maionese
- 2 pizzico di pepe nero
- 2 pizzico di sale
- avocado
- uovo
- 250 gr di tonno all'olio d'oliva
- 90 gr di spinaci nani

1. Fai bollire le uova per 4-8 minuti a seconda di come ti piacciono – se ti piacciono – alla coque o sode.
2. Fai una insalata con tonno, spinaci, maionese, sale e pepe.
3. Taglia l'avocado a fette, spruzzalo con succo di limone e aggiungilo all'insalata.
4. Adagia le uova al centro dell'insalata e servi.

POLLO AL CURRY

- 200 gr di petto di pollo
- 290 ml di yogurt magro
- 2 cucchiaio di olio extravergine d'oliva
- 2 cucchiaio di curry
- Vino bianco
- Sale
- Pepe
- Succo di limone

1. Tagliare il petto di pollo a cubetti.
2. Versare il tutto in una ciotola, aggiungendo un filo d'olio, mezzo cucchiaio di curry, il succo di mezzo limone, il pepe ed il sale.
3. Lasciare il pollo nella ciotola almeno un'ora per farlo insaporire.

4. Dopo aver rosolato il pollo, sfumare con il vino bianco secco e proseguire la cottura a fuoco dolce per circa 25-30 minuti.

5. Intanto preparare la salsa di accompagnamento: mescolare lo yogurt bianco naturale con mezzo cucchiaio di curry.

6. Una volta pronto, rimuovere il coperchio dalla padella e far asciugare eventuale liquido in eccesso.

7. Togliere la padella dal fuoco e distribuire la salsina di yogurt al curry direttamente sopra ai bocconcini di pollo.

8. Chiudere con il coperchio per far scaldare la salsina ed insaporire i bocconcini.

POLLO AL LIMONE

- 290 gr di pollo
- 2 limone
- 2 cucchiaino d'olio extravergine d'oliva
- Sale
- Pepe

1. Tagliare il petto di pollo a strisce o pezzetti, come si preferisce, e il limone a spicchi, privato di buccia e parte bianca.
2. Mettere in una padella, di quelle che non necessitano molto olio, le fettine di limone e 2 cucchiaini di olio.
3. Far andare un pò e poi aggiungere il pollo facendolo cuocere bene.

4. Salare pepare e cuocere per 30-35 minuti.

SALMONE, BURRO E LIMONE

- limone
- pizzico di sale
- pizzico di pepe nero macinato
- 250 gr di salmone
- 2 1 cucchiaio di burro ghee
- 2 cucchiaio d'olio d'oliva

1. Ungi una grande teglia con dell'olio extravergine d'oliva.
2. Metti il salmone, con il lato della pelle verso il basso, nella pirofila appena preparata.
3. Condisci con sale e pepe.

4. Taglia il limone a fettine sottili e mettilo sopra il salmone.
5. Aggiungi del burro sopra.
6. Cuoci sulla griglia per circa 20-50 minuti, o fino a quando il salmone è opaco e si sfalda facilmente con una forchetta. Riscalda il resto del burro in una piccola casseruola finché non inizia a cuocere. Aggiungi del succo di limone nella padella. Togli dal fuoco e lascia raffreddare un po'.
7. Servi il pesce con la salsa preparata.

HAMBURGER DI ZUCCHINE E PATATE

- 2 zucchina
- 2 patata
- Parmigiano grattugiato
- 2 uovo
- 30 gr di pangrattato
- Sale
- Pepe
- Olio extravergine d'oliva

1. Lavate le zucchine, tagliale in piccoli cubetti o grattugiatele con grattugia a fori grossi. Fatele rosolare in una padella antiaderente con olio, aglio in camicia e salate.

81

2. Fate cuocere per circa 25 minuti a fiamma alta fino a quando diventano morbide.

3. In una terrina sbriciolate il pane, aggiungete il formaggio e unite le zucchine cotte. Impastate con le mani, se il composto dovesse risultare troppo morbido aggiungete del pangrattato fino ad avere un impasto ben amalgamato.

4. Aggiustate di sale se necessario. Fate delle polpette di circa 6 0-60 g e poi appiattitele con le mani.

5. Cuocete gli hamburger in una padella con un filo di olio, fate cuocere bene dal prima lato e poi girate per cuocere anche l'altro lato. Servite subito.

Mousse Di Cioccolato All'avocado

- 2 cucchiaini di olio di cocco o latte di cocco tipo Tibiona o Suzi-wan
- Stevia quanto basta
- Aroma vaniglia

- 30 gr di cacao amaro
- 2 avocado maturo
- 90 ml di bevanda vegetale al cocco o alla mandorla o di latte di riso

1. Frullate tutto in un mixer, dividete il composto in 4 coppette.
2. Mettetelo per 50 minuti in freezer, dopodiché 2 ore in frigorifero o tutta la notte per gustarlo il giorno dopo.

3. Potete guarnirlo con foglioline di menta fresca e qualche mirtillo o una grattata di scorza di limone o lime.

SMOOTHIE BOWL CON YOGURT GRECO E FRUTTA

- 6 gr di avena
- 2 cucchiaino di miele
- 2 /4 di mela
- 0,90 di kiwi
- 290 gr di yogurt greco 0%
- 2 /4 di banana
- 50 gr di lamponi

1. Sbuccia la banana e tagliala a pezzi. Pulisci i lamponi e asciugali delicatamente.

2. Metti lo yogurt greco, il miele, la banana e metà dei lamponi in un frullatore e frulla fino ad avere un composto liscio e omogeneo, senza grumi.
3. Versa lo smoothie nella ciotola e termina con fettine di kiwi, di mela, i lamponi restanti e l'avena.

FRULLATO DI AVOCADO E BASILICO

- 2 cucchiaio di succo di limone
- 2 cucchiaino di zucchero di canna
- 2 avocado
- 4 foglie di basilico fresco
- 2 bicchiere di latte di riso

1. Sciacquate l'avocado sotto l'acqua corrente ed asciugatelo con un canovaccio.
2. Tagliatelo a metà in modo da eliminare il nocciolo interno e poi estraete la polpa con un coltello.
3. Tagliate la polpa a pezzi piccoli e mettetela nel bicchiere di un mixer.
4. Sciacquate anche le foglie di basilico e unitele all'avocado.
5. Spremete mezzo limone e filtrate il succo, prelevate la quantità necessaria e unitela nel mixer.
6. Aggiungete il latte di riso e lo zucchero di canna.
7. Frullate tutto fino ad ottenere un succo omogeneo. Versatelo nel bicchiere e servite subito.

Limonata All'alga Chlorella

- 2 limone
- 6 00 ml di acqua naturale
- 2 cucchiaini di polvere di Chlorella
- 2 cucchiaino di pepe di Cayenne
- Miele

1. Spremere in una caraffa i limoni, cercando di utilizzare anche la fibra.

2. Aggiungere la polvere di alga Chlorella, il pepe di Cayenne e versare l'acqua.
3. Mescolare bene e versare.

Budino Di Avocado E Cioccolato

- 1/2 gocce di dolcificante liquido
- 2 30 gr di yogurt di soia bianco
- 30 gr di burro alle nocciole
- 2 avocado
- 40 gr di cioccolato fondente amaro
- 1/3 cucchiai di latte

1. Schiacciate per bene con una forchetta l'avocado fino ad ottenere una consistenza cremosa.
2. Scaldate il latte (in un pentolino o al microonde) e aggiungete il cioccolato fondente; mescolate fin quando il cioccolato non si sarà completamente fuso.
3. Unite il cioccolato all'avocado, aggiungete lo yogurt, il burro di nocciole e qualche goccia di dolcificante, e frullare bene il tutto.
4. Versate in un bicchiere e riponete in frigo.

BROWNIES SENZA ZUCCHERO

- 2 30 gr di burro chiarificato
- 90 gr di eritritolo Nu4
- 1/3 uova
- 290 gr di cioccolato extra fondente
- 2 30 gr di mandorle o nocciole tritate

1. Fai sciogliere il cioccolato e il burro, quindi falli raffreddare.
2. Intanto lavora le uova con l'eritritolo con planetaria o fruste elettriche fino ad ottenere una crema gonfia e spumosa.
3. Unisci poi al composto il resto degli ingredienti: mandorle o nocciole tritate, cioccolato e burro fusi e raffreddati.

4. Versa l'impasto in una teglia in cui hai messo precedentemente la carta da forno.

5. Inforna a 280 gradi per circa un'ora, porta a temperatura ambiente e poi metti in frigo per almeno un'ora.

6. Puoi mangiarla così come torta oppure tagliarla a quadratini per avere dei brownie.

Ricetta Biscotti Chetogenici

Ingredienti:

- 2 TAZZA DI FARINA DI MANDORLE MACINATA FINEMENTE
- 2-4 CUCCHIAI DI GOCCE DI CIOCCOLATO ZUCCHERATE O MENO
- 2 CUCCHIAI DI ZUCCHERO A VELO
- 1/2 DI CUCCHIAINO DI SALE
- 1/7 DI CUCCHIAINO DI BICARBONATO DI SODIO
- 2 CUCCHIAI DI OLIO DI COCCO
- 2 CUCCHIAINO DI ESTRATTO DI VANIGLIA PURA
- 2-4 cucchiaini di latte a scelta, se necessario

Preparazione:

1. Preriscaldate il forno a 280°C e unite tutti gli ingredienti secchi.
2. Aggiungete dell'umido all'impasto e formate dei biscotti.
3. Metteteli in una teglia e cuoceteli sulla griglia centrale per circa 25-30 minuti.
4. Dato inizialmente che sono molto fragili, fateli raffreddare altri 25 minuti prima di prenderli.

PANE CHETOGENICO ALLE ZUCCHINE

Ingredienti:

- 250 G DI ZUCCHINI FINEMENTE GRATTUGIATE
- 250G DI FARINA DI MANDORLE
- 95 G DI FARINA DI SEMI DI LINO DORATA FINEMENTE MACINATA*
- 55 G DI BUCCIA DI PSILLIO FINEMENTE MACINATA
- 2 CUCCHIAINO DI SALE KOSHER
- 4 CUCCHIAINI DI LIEVITO IN POLVERE
- 1 CUCCHIAINO DI POLVERE D'AGLIO - OPZIONALE
- 90 G DI BURRO DA PASCOLI AD ERBA SCIOLTO E RAFFREDDATO
- 2 CUCCHIAINI DI ACETO DI MELE
- 4 UOVA
- 295 g di panna acida

Preparazione:

1. Preriscaldare il forno a 2 80°C, foderare una teglia con carta forno e mettetela da parte.
2. Grattugiate finemente le zucchine, quindi avvolgetele in una stamigna o carta da cucina, strizzandole fino a quando tutto il liquido non sarà esaurito e si arriverà a 250 grammi e mettete da parte.
3. Ora, montate in una ciotola media il lievito in polvere, il sale e l'aglio in polvere, la farina di mandorle, la farina di semi di lino, la buccia di psillio e mettete da parte.
4. In una ciotola capiente aggiungete il burro sciolto e già raffreddato, poi le uova, una alla volta, mescolando con lo sbattitore elettrico fino a quando non saranno ben amalgamate.

5. A questo punto aggiungete l'aceto fino a che il tutto non sarò completamente mescolato.

6. Aggiungete anche il composto di farina secca in due parti, alternando con la panna e mescolate per due o tre minuti fino a quando non tutto sarà unito ed elastico; la pastella si addenserà man mano che si procede a mescolare.

7. Ora unite le zucchine e distribuite uniformemente la pastella in una padella, livellando la parte superiore con una spatola umida.

8. Guarnite con i pomodori San Marzano o Heirloom, sale marino in grani, pepe nero macinato fresco, foglie di basilico e qualsiasi altro ingrediente a vostra scelta.

9. Cuocete per 50-55 minuti fino a quando non sarà ben dorato e coprite con dell'alluminio dal 2 0° al 2 6 ° minuto (proprio quando inizia a

diventare dorato). assicuratevi che la pellicola non poggi direttamente sul pane e ricordate: se condito con i pomodori, l'umidità eviterà che il pane si dori troppo (non avendo perciò necessità di coprirlo).

10. Lasciatelo raffreddare per quindici minuti nella padella prima di rimuoverlo e raffreddatelo totalmente nella griglia prima di tagliarlo.

11. Sappiate che il pane continuerà a cuocere mentre si raffredda perciò per ottenere una mollica migliore dovrai attendere che si freddi del tutto.

12. A questo punto, conservatelo in un contenitore ermetico a temperatura ambiente per due o tre giorni o congelatelo per circa 2 mesi.

13. Il pane va servito leggermente tostato, con un abbondante olio

d'oliva e una spolverata di sale marino.

MUFFIN CHETOGENICI RICOPERTI DI CIOCCOLATO

Ingredienti:

- 1/2 DI TAZZA DI LATTE A SCELTA
- 2 TAZZA DI FARINA DI MANDORLE FINE
- 2 UOVO GRANDE
- 2 CUCCHIAI DI ERITRITOLO IN POLVERE
- 1 CUCCHIAIO DI LIEVITO IN POLVERE
- 1/2 CUCCHIAINO DI SALE
- Mini gocce di cioccolato

Preparazione:

1. Preriscaldate il forno a 2 95 °C e ungete una teglia per muffin.
2. Mischiate tutti gli ingredienti secchi e girate per bene, quindi aggiungete dell'umido. Versate il composto nelle coppette per muffin, riempiendo circa 1/2 del volume ed informate per dieci minuti nel comparto centrale.
3. Sfornate i muffin e lasciateli raffreddare per altri dieci minuti mentre continueranno a rassodarsi.
4. Iniziando dai bordi, sfilate i muffin con cura inserendo un coltello.

Ricetta Per Gustosi Bagel Chetogenici

Ingredienti:

- 2 UOVA GRANDI PIÙ UNO GRANDE LEGGERMENTE SBATTUTO
- 4 TAZZE DI MOZZARELLA GRATTUGIATA
- 4 cucchiai di condimento per il bagel
- 2 TAZZE DI FARINA DI MANDORLE
- 2 CUCCHIAIO DI LIEVITO IN POLVERE
- 2 ONCE DI CREMA DI FORMAGGIO

Preparazione:

1. Preriscaldate il forno a 200° C. Foderate due teglie con la carta da forno. In una terrina montate la farina di mandorle con il lievito, mentre in una ciotola media per microonde, unite la mozzarella e la crema di

formaggio. Cuocete a microonde il tutto, girando ogni trenta secondi, fino a che il formaggio non si sarà sciolto e ben amalgamato, per un totale di circa due minuti.

2. a questo punto, versate il composto di formaggio nella ciotola contenente il composto di farina di mandorle e aggiungete le due uova, mischiando finché non sarà ben amalgamato. dividete l'impasto in otto porzioni uguali e create con ciascuna una pallina, premendo con il dito al centro per allungare la forma e ottenere un bagel. Ora adagiateli su una teglia e spennellate la parte superiore di ogni bagel con l'uovo sbattuto, per poi cospargerli con il condimento per bagel.

3. infornare sulla griglia centrale per venti-venticinque minuti o fino a doratura, e lasciate raffreddare per dieci minuti prima di servire.

CRACKER CHETOGENICI PICCANTI

Ingredienti:

- 2 TAZZE DI MOZZARELLA GRATTUGIATA
- 2 UOVO GRANDE
- 2 CUCCHIAI DI FORMAGGIO CREMOSO
- 1 CUCCHIAINO DI GRANI DI PEPE ROSSO
- 1/3 DI TAZZA DI FARINA DI MANDORLE
- 2 cucchiaio di mix di condimenti ranch

Preparazione:

1. Preriscaldate il forno a 225 °C.
2. Aggiungete la mozzarella ed il formaggio cremoso in una ciotola per microonde e cuocerlo ad intervalli di 45 secondi fino a che non sia sciolto.
3. Mescolate il formaggio fino a che non diventa morbido ed incorporate la

farina di mandorle, l'uovo ed il condimento ranch con i grani di pepe rosso.

4. A questo punto, adagiate l'impasto su un grande foglio di carta forno e copritelo con un secondo foglio di carta forno. Stendete la pasta fino a che sia spessa circa 1/2 di pollice.

5. Utilizzare un taglia pizza o un coltello affilato per tagliare l'impasto in quadrati da 2 pollice, fino ad ottenere circa 60 pezzi.

6. Trasferire i cracker su una teglia rivestita di carta forno e cuocete per cinque minuti; girate i cracker e cuoceteli per altri cinque minuti e poi fateli raffreddare prima di servirli.

GRISSINO CHETOGENICO

Ingredienti:

- 1 TAZZA DI FARINA DI MANDORLE
- 1/2 DI TAZZA DI FARINA DI COCCO
- 1 CUCCHIAINO DI SALE
- 2 CUCCHIAINO DI LIEVITO IN POLVERE
- 2 UOVO SBATTUTO
- 2 ONCE DI BURRO
- 6 ONCE E 1 DI FORMAGGIO GRATTUGIATO, PREFERIBILMENTE MOZZARELLA
- 1/2 DI TAZZA DI PESTO
- 2 uovo sbattuto per spalmare la parte superiore

Preparazione:

1. Preriscaldate il forno a 2 95 °C
2. Mescolate tutti gli ingredienti secchi in una ciotola; aggiungete l'uovo e mescolate.
3. Sciogliete il burro e il formaggio in una pentola a fuoco lento e mescolate finché il tutto sarà liscio.
4. Aggiungete la pastella di burro e formaggio nella ciotola del composto asciutto e mescolate fino a ottenere un impasto compatto.
5. A questo punto mettete la pastella su della carta forno e per mezzo di un mattarello, ricavate un grissino rettangolare dello spessore di circa 6 mm.
6. Spalmateci il pesto sopra e tagliatelo a strisce di 2,6 cm. Una volta ottenute, rigiratele e adagiatele su una teglia rivestita con carta forno,

spennellando il tutto con l'uovo sbattuto.

7. Cuocere in forno per circa 25-30 minuti fino a che non siano ben dorati.

INSALATA DI CAROTE E FETA

Ingredienti per 2 porzione:

- tazze di carote tritate
- 1/2 di tazza di feta a pezzetti
- 2 cucchiai di aneto tritato
- 2 limone spremuto
- cucchiaino di olio extra vergine di oliva 2 spicchio d'aglio tritato
- **Procedimento:**

- Unisci tutti gli ingredienti in una ciotola e mescola per bene
- Lascia riposare la ciotola coprendola
- Buon appetito!

TRAMEZZINI AL BURRO DI ARACHIDI

Ingredienti:

- 2 Uova

- cucchiai di Farina di mandorle

- 2 cucchiaio di Farina di cocco

- 2 cucchiaio di Burro

- 1 cucchiaino di Lievito in polvere

- 2 cucchiaio di Burro di arachidi

Procedimento:

1. Mescola tutti gli ingredienti in una tazza (tranne il burro).

2. Metti nel Microonde per 2 minuti.

3. Rimuovere dal microonde e tagliare in 4 pezzi.

4. Distribuisci il burro su due fette e la gelatina sulle altre due fette.

5. Copri la fetta di burro con la fetta di gelatina per fare due tramezzini.

6. Buon appetito!

CASSERUOLA DI PATATE CON NOCE PECAN

Ingredienti:

- 4 tazze di Zucca a cubetti
- 2 Cavolfiore tagliato a pezzetti
- 4 cucchiai di Burro fuso
- 1/3 di cucchiaino di Sale
- 2 cucchiaino di Cannella
- Mezzo cucchiaino di Pepe nero
- 4 cucchiaini di Dolcificante a scelta
- Ingredienti per il Condimento:
- 2 tazze di Noci Pecan
- Mezzo cucchiaio di Stevia liquida
- 2 cucchiaino di Cannella
- 1/2 di cucchiaino di Sale

Procedimento:

1. Mescola insieme tutti gli ingredienti e distribuiscili su una teglia con carta da forno unta leggermente.

2. Cuoci per 55 minuti in un forno a 200°C

3. Frulla il composto ottenuto con un frullatore e trasferiscilo in una casseruola, adesso aggiungi il rimanente burro e il dolcificante.

4. Livella il composto su una teglia e condisci con le noci pecan e la cannella.

5. Cuoci per altri 25 minuti nel forno fino a quando la parte superiore diventa dorata. Buon appetito!

TAGLIATELLE DI ZUCCHINE AL PESTO

Ingredienti:

- 6 Zucchine tagliate a spirale
- 2 tazze di Pomodorini
- 2 tazze di Basilico 2 tazze di Spinaci
- 1/2 di tazza di Mandorle
- 1/2 tazza di Parmigiano:
- 2 Spicchio d'aglio
- cucchiaio di Succo di limone
- 1/2 di tazza d'Olio d'oliva
- cucchiai di Acqua Sale e pepe a piacere

Procedimento:

1. Posiziona spinaci, basilico, parmigiano, aglio, mandorle, acqua, sale, olio d'oliva, succo di limone e pepe in un frullatore e frulla il tutto

2. Metti in padella le zucchine insieme ai pomodori e al pesto (ottenuto nel punto 2) e cuoci per 6 minuti

3. Buon appetito!

Fettuccine All'uovo E Formaggio

Ingredienti:

- 2 Uova
- 400 g di Crema di formaggio
- 1/7 di cucchiaino di Pepe nero
- 2 pizzico di Sale
- 2 pizzico d'aglio in polvere
- Salsa:
- 2 cucchiaio di Parmigiano grattugiato 45 g di Mascarpone
- 2 cucchiaio di Burro

Procedimento:

1. Unisci la crema di formaggio, uova, sale, pepe e aglio in polvere in un frullatore e azionarlo.

2. Trasferisci il composto ottenuto in una teglia unta di burro e inforna per 8 minuti a 2 60°C.

3. Lascia raffreddare e rimuovi il contenuto con molta attenzione.

4. Rotola e taglia creando delle fettuccine.

5. Srotolale e mettile da parte.

6. Mescola gli ingredienti per la salsa in una ciotola e cuocili in microonde per 45 secondi

7. Mischia la salsa alle fettuccine

8. Buon appetito!

QUICHE DI FAGIOLI NERI

Ingredienti:

- 6 Uova

- 6 Albumi d'uovo

- 1/2 di tazza d'Acqua 1 cucchiaino di Sale

- 1/2 di cucchiaino di Pepe

-
macinato 1/2 di tazza di Fagioli neri

-
Mezza Tazza di Pomodorini 250 gr di formaggio Feta Coriandolo: per guarnire

Procedimento:

- Sbatti insieme gli albumi, le uova, il sale, il pepe e l'acqua e versa il composto in una tortiera unta

- Cospargi sopra i pomodori, i fagioli neri e il formaggio e cuoci in forno per 4 0-55 minuti a 2 10 0°C.

- Lascia raffreddare per 25 minuti.

- Servilo guarnito con coriandolo.

- Buon appetito!

RISO E FAGIOLI

115

Ingredienti per 4 porzioni:

- 2 cucchiaini di aglio in polvere
- 2 cucchiaino di cipolla in polvere
- 2 cucchiaino di cumino
- 2 cucchiaino di peperoncino in polvere 1 cucchiaino di polvere di Caienna
- 2 cucchiaio di origano Contorno a scelta
- 2 confezioni di riso di cavolfiore surgelato 2 lattine di soia nera
- 1 tazza di semi di canapa sbucciati
- 2 tazza di brodo vegetale
- 6 cucchiai di olio d'oliva

Procedimento:

1. Miscela tutti gli ingredienti (tranne l'origano) e cuoci a fuoco lento per 4 ore.

2. Mescola successivamente l'origano e condisci con contorno a tua scelta e servire.

3. Buon appetito!

ROCKET WITH STRAWBERRIES AND GOAT CHEESE

Ingredienti:

- **2 cucchiai di olio d'oliva**
- **1 handful of walnuts**
- **2 teaspoon sesame seeds**
- **450 g strawberry (s)**
- **2 cucchiai di aceto balsamico**
- 2 mazzo di razzi
- 250 g goat cheese
- sale
- pepe

Preparazione:

1. Wash the strawberries, remove the stalk, cut into slices and place in a bowl.
2. Add balsamic vinegar and some freshly ground black pepper, leave to stand for 10 minutes.
3. Meanwhile, clean the rocket, pluck it into bite-sized pieces and add it along with the crumbled goat cheese.
4. Season with salt and pepper, drizzle with olive oil and sprinkle with sesame seeds and walnuts.

CHICKEN SALAD WITH RASPBERRIES AND WALNUTS

Ingredienti per 2 porzioni

- 8 6 ml of water
- 45 g di noci
- **2 scalogno medio (s)**
- 2 spicchi d'aglio
- 2 teaspoon dill
- **2 cucchiaino di prezzemolo**
- **2 tbsp raspberry vinegar**
- **270 g salad (mix, of your choice)**
- 65 g raspberry (s)
- 6 tbsp olive oil
- **450 g chicken breast (fillet)**
- **4 cucchiai di salsa di soia**
- **2 cucchiaino di sale**
- **2 cucchiaini di zucchero**

Preparazione:

1. Cut the meat into small strips and place in soy sauce and half of the olive oil.
2. Dissolve the sugar and salt in warm water, then add the raspberries, the finely chopped shallot and the garlic.
3. Then season with dill, parsley and raspberry vinegar and add the remaining oil.
4. Put the finished dressing aside for a moment.
5. Arrange the salad on plates.
6. Fry the chicken and place on the salad. Pour the dressing over them and decorate with the chopped walnuts.

Salad With Shrimp

Ingredienti:

- **265 g salad (mixed)**
- **250 g prawns (frozen)**
- **2 medium red onion (small, chopped)**
- **1 cetriolo (s) di medie dimensioni**
- **1 medium-sized paprika**
- 2 tbsp lemon juice
- **2 cucchiaio di olio d'oliva**
- **2 cucchiaino di senape**
- sale
- pepe

Preparazione:

1. Wash, dry and pluck the lettuce into bite-sized pieces and place in a bowl.
2. Chop the onion, bell pepper and cucumber and add to it. Thaw the prawns and fry briefly to taste.

Insalata Di Bistecca

Ingredienti:

- 2 cucchiai di olio di colza
- 0,6 cespo di lattuga (iceberg, foglia ... a scelta)
- 8 pomodoro ciliegia medio (s)
- 2 cipolla rossa media
- 0,6 cetriolo (s) di medie dimensioni
- 2 avocado medio (s)
- 0,26 mazzo di coriandolo
- 265 g di bistecca di manzo (s)
- 2 pizzico di sale
- 2 pizzico di pepe
- 0,6 calce media (s)
- 2 cucchiaino di miele
- 0,6 cucchiai di salsa chili (ad es. Sriracha)
- 2 cucchiaino di salsa di soia

Preparazione:

1. Riscaldare una griglia, una padella per la griglia o una padella in ghisa a fuoco medio.

2. Salare e pepare la bistecca di manzo a piacere e friggere per circa 4 minuti su ogni lato .

3. Per un perfetto sapore di carne, avvolgete la carne in un foglio di alluminio e lasciatela riposare.

4. Nel frattempo, preparate il condimento: spremere il lime e mescolare il succo con miele, peperoncino e salsa di soia, un po' di pepe e olio in una piccola ciotola.

5. Wash and dry vegetables.

6. Cut the lettuce into bite-sized pieces, halve the tomatoes, then cut the cucumber and onions into thin slices.

7. Peel and core the avocado and cut into strips.

8. Cut the beef steak into finger-thick pieces with a sharp knife across the grain. Then put everything together in a large bowl and mix.
9. Stendere il condimento sull'insalata e mescolare. Guarnire con coriandolo.

Sweet And Spicy Squid Salad

Ingredienti:

- 2 pizzico di sale
- 2 pizzico di pepe
- **270 g sugar snap peas (s)**
- 1 bunch of mint
- **265 g lettuce (pick lettuce)**
- **450 g squid (tubes)**
- **2 medium orange (organic)**
- **2 cucchiaini di olio d'oliva**
- **2 teaspoon chilli flakes**
- **1 teaspoon paprika powder**

Preparazione:

1. Wash squid tubes, cut into thin rings.
2. Rub the peel of the orange, squeeze out the juice and mix with the olive oil, chilli flakes and paprika powder in a medium-sized bowl.
3. Add the squid, mix well, season with salt and pepper.
4. Cover with cling film and let stand in the refrigerator for 2 hour.
5. Cut the sugar snap peas into narrow strips, chop the mint and add to another bowl with the salad.
6. Line the grill grate with aluminum foil and fry the squid rings on the hot grill for 5 a 10 minutes on each side.
7. Then add to the salad in the bowl and serve with lemon or lime wedges.

SALAD WITH SERRANO HAM AND CRUNCHY APPLE PIECES

Ingredienti:

- **2 handful of walnuts**
- **2 cucchiai di aceto balsamico**
- 6 tbsp olive oil
- **2 cucchiaino di senape**
- **2 teaspoon sweetener (liquid)**
- water
- **270 g salad (mix, of your choice)**
- **2 slices of Serrano ham**
- **4 medium (s) mushrooms (brown)**
- 1 medium apple
- **2 cipolla rossa media**

Preparazione:

1. Cut the onion into rings and halve the rings again, cut the mushrooms into slices and distribute both on the salad mix.
2. Cut the apple into small pieces and add them.
3. Pluck the Serrano ham into small pieces and finally spread over the salad.
4. As a topping, chop the walnuts a little and sprinkle over them.
5. For the dressing, first mix the olive oil with the balsamic vinegar. Then season to taste with mustard, sweetener and water.

Turkey Salad

Ingredienti:

- **2 leaves of lettuce**
- **1 tbsp hoisin sauce**
- **2 spring onion (s) (chopped)**
- **2 cucchiaino di salsa di soia**
- **1 teaspoon rice vinegar**
- **250 g turkey breast (fillet, cut into bite-sized pieces)**
- **2 teaspoon garlic (minced)**
- 95 g mushroom (s)
- **2 cucchiaino di olio d'oliva**
- 65 g soybean (s)

Preparazione:

1. Fry turkey, garlic and mushrooms in oil for 25-30 minutes, then add the soybeans.
2. Put everything together with the onions in the lettuce leaves.
3. Mix the hoisin and soy sauce with rice vinegar, pour over as a dressing.

Spicy Thai Salad With Shrimp And Avocado

Ingredienti:

- **2 pod of red chilli (red)**
- **1 cetriolo (s) di medie dimensioni**
- 2 tbsp cashew nuts
- **2 tbsp coriander (fresh)**
- 0 salads
- **250   g   prawns   (from   the refrigerated counter)**
- **65 g sugar snap peas**
- **2 medium avocado (s) (small)**
- 2 medium lime (s)

Preparazione:

1.   Cut the cucumber and sugar snap peas into thin strips.
2.   Chop the chilli pepper.
3.   Peel the avocado and cut into cubes.
4.   Cut the salad into bite-sized pieces.
5.   Mix everything with the coriander and lime juice. Finally spread the prawns and nuts over the top

SPINACH AND TUNA SALAD

Ingredienti:

- **250 g tuna in its own juice**
- **2 medium-sized bell pepper (yellow)**
- **250 g spinach (fresh)**
- **6 medium-sized cocktail tomato (s)**
- 25 olive nere
- **1 medium red onions**
- 2 tbsp parsley
- **2 cucchiaio di olio d'oliva**
- **2 teaspoon lemon juice**
- **1 teaspoon Dijon mustard**
- **1 spicchio d'aglio**

Preparazione:

1. Wash the spinach and spin dry.
2. Cut the bell pepper into strips, halve the tomatoes and cut the onion into rings.
3. Drain the tuna and olives and finely chop the parsley.
4. Mix the tuna, bell pepper, tomatoes, olives, onion and parsley in a bowl.
5. For the dressing, stir together the oil with the lemon juice, mustard and pressed garlic and pour over. Mix everything well. Then fold in the spinach leaves and sprinkle with parsley.

SPINACH SALAD WITH TOMATO AND MOZZARELLA

Ingredienti:

- **4 tbsp balsamic vinegar**
- **1 teaspoon olive oil**
- 2 pizzico di pepe
- 2 spicchio d'aglio
- **2 medium tomato (s)**
- 45 g mozzarella
- 65 g baby spinach
- **2 tsp sunflower seeds**

Preparazione:

1. Slice the tomato and mozzarella, mix with the spinach leaves and garnish with sunflower seeds.
2. For the dressing, mix vinegar, oil and pepper, add the pressed garlic clove.

SALAD WITH PRAWNS, BACON AND EGG

Ingredienti:

- 2 tbsp pine nuts
- **4 tbsp red wine vinegar**
- **2 cucchiaio di senape**
- **2 uova di medie dimensioni**
- **250 g di spinaci per bambini**
- 6 strips of bacon
- **2 cipolla rossa media**
- 250 g mushroom (s)
- 250 g shrimp
- sale
- pepe
- **2 dash of olive oil**

Preparazione:

1. Sear the bacon in a large pan over medium heat for 5 to 10 minutes until the strips are crispy.
2. Then place on kitchen paper to drain, leave the fat in the pan.
3. Cut the onion into rings, the mushrooms into slices and brown them in the same pan for 4 minutes, then remove them and set aside.
4. Season the prawns with salt and pepper, add a little olive oil to the pan if necessary and fry together with the pine nuts over medium heat until the prawns are firm and pink after 2 to 4 minutes.
5. Now mix the red wine vinegar and mustard together, roll the slightly cooled prawns in it and finally season with salt and pepper

6. Hard boil eggs. In the meantime, wash the spinach leaves thoroughly and divide them on 4 plates.

7. Add all the fried ingredients and garnish with the sliced eggs. The remaining sauce from the pan can be drizzled over the salad as a dressing.

Tempeh Di Cocco Al Curry

Ingredienti:

- testa di cavoli tagliati a pezzetti 4 cipolle affettate
- lime
- cucchiai di olio d'oliva Sale e pepe a piacere
- 2 Pezzetto di zenzero da 2.6 cm (pelato) 2 peperoncino verde
- cucchiaino di coriandolo in polvere 2 cucchiaini di salsa di soia tamari 1 tazza di latte intero di cocco
- cucchiai di olio di cocco
- confezione standard di tempeh, tagliata a pezzetti Semi di sesamo

Procedimento:

141

1. Scalda l'olio di cocco in una padella capiente a fuoco medio.

2. Aggiungi metà delle cipolle e fai rosolare per 45 secondi.

3. Aggiungi e mescola il tempeh, sale e pepe nero a piacere.

4. Fai cucinare per 8 minuti e poi trasferiscili su un piatto.

5. Metti le cipolle rimanenti, il cavolo e il coriandolo in un'insalatiera.

6. Frulla tutti gli altri ingredienti rimanenti con un frullatore.

7. Versa la salsa ottenuta sopra l'insalata di verdure (insalata creata nel punto 6) e condiscile con il soffritto di tempeh realizzato inizialmente. Guarnisci con semi di sesamo.

ZUPPA PICCANTE VEGETARIANA

Ingredienti:

- 1 cipolla rossa 1 peperone rosso 4 funghi affettati
- spicchi d'aglio tritati finemente
- Radice di zenzero da 2 ,25 cm pelata e tritata finemente 1 peperoncino tritato finemente
- tazze di brodo vegetale 400 gr di latte di cocco 4 00 g di tofu a cubetti
- 2 cucchiaio di tamari Succo di 1 lime
- Manciata di coriandolo tritato

Procedimento:

1. Aggiungi il brodo, tutte le verdure e il latte di cocco in una pentola capiente.

2. Lascia bollire per 10 minuti a fuoco medio.

3. Mescola il tofu e continua la cottura per 10 minuti

4. Successivamente aggiungi il succo di lime, il coriandolo e il tamari.

5. Mescola bene e servi caldo.

6. Buon appetito!

Spaghetti Di Zucchine Con Salsa Di Avocado

Ingredienti

- 2 zucchina
- 1/2 tazza di basilico
- 1/2 di tazza d'acqua 4 cucchiai di pinoli
- cucchiai di succo di limone
- 2 avocado sbucciato e denocciolato 2 2 pomodorini a fette

Procedimento:

1. Passa le zucchine attraverso un pelapatate e poi tagliale in forma spirale per fare le "tagliatelle".

2. Aggiungi tutti gli altri ingredienti all'interno di un frullatore (tranne i pomodorini) e frulla per bene fino creare una crema.

3. Getta le tagliatelle con la salsa ottenuta in un'insalatiera e mescola.

4. Aggiungi i pomodorini e mescola nuovamente il tutto.

5. Buon appetito!

CPSIA information can be obtained
at www.ICGtesting.com
Printed in the USA
BVHW041021020321
601489BV00013B/284